L'ÉLECTROACUPUNCTURE

La Clé de la Guérison Énergétique et du Bien-Être

FRANÇOIS KIESGEN DE RICHTER

ISBN : 9798863459318
Marque éditoriale : KDP Independently
published

Présentation générale

L'électroacupuncture, qu'est-ce que c'est exactement ? Pour répondre à cette question, nous devons plonger dans le monde fascinant de la médecine traditionnelle chinoise et de ses dérivés modernes. L'électroacupuncture est une technique qui ressemble beaucoup à l'acupuncture traditionnelle, une pratique millénaire qui consiste à utiliser des aiguilles pour stimuler des points spécifiques du corps, répertoriés empiriquement pour traiter une variété de problèmes de santé. Cependant, l'électroacupuncture apporte une touche moderne à cette méthode ancienne en introduisant l'électrostimulation.

L'acupuncture traditionnelle repose sur le concept de l'énergie vitale, appelée "qi" ou "chi", qui circule à travers le corps le long de canaux spécifiques appelés méridiens. Lorsqu'il y a un déséquilibre ou un blocage de cette énergie, des problèmes de santé peuvent survenir. Pour rétablir l'harmonie, l'acupuncteur insère de fines aiguilles dans des points précis le long de ces méridiens, stimulant ainsi l'énergie vitale et facilitant le processus de guérison.

L'électroacupuncture, quant à elle, est une évolution de cette pratique ancestrale. Elle est apparue au siècle dernier, grâce aux avancées technologiques et médicales. Contrairement à l'acupuncture traditionnelle, où l'acupuncteur tourne simplement les aiguilles à la main pour stimuler les points d'acupuncture, l'électroacupuncture implique l'utilisation de courants électriques de faible intensité.

Voici comment cela fonctionne en pratique : lors d'une séance d'électroacupuncture, plusieurs points sont repérésen fonction de vos maux. L'appareil d'électrostimulation envoie un léger courant électrique. L'objectif de cette électrostimulation est d'appliquer une stimulation plus intense et contrôlée sur le premier pont choisi. Cette stimulation électrique vise à obtenir une réponse physiologique significative pour améliorer le flux d'énergie, soulager la douleur, réduire l'inflammation et promouvoir la guérison.

L'électroacupuncture offre plusieurs avantages par rapport à l'acupuncture traditionnelle. Tout d'abord, elle permet un contrôle précis de l'intensité de la stimulation électrique, ce qui peut être ajusté en fonction des besoins et de la tolérance du patient. De plus, l'électroacupuncture peut être utilisée pour cibler des problèmes spécifiques, tels que la douleur chronique, les troubles musculo-squelettiques, les problèmes neurologiques et bien d'autres affections. Elle peut également être utilisée en conjonction avec l'acupuncture traditionnelle pour potentialiser les résultats.

L'électroacupuncture est de plus en plus populaire en tant qu'approche complémentaire ou alternative dans le domaine de la médecine traditionnelle et de la médecine occidentale. De nombreuses personnes ont trouvé un soulagement significatif de leurs maux grâce à cette technique. Cependant, il est essentiel de souligner que l'électroacupuncture, comme toute autre forme de traitement médical, doit être pratiquée par des professionnels de la santé formés et compétents.

En ce qui concerne les mécanismes précis par lesquels l'électroacupuncture fonctionne, la recherche est en cours pour mieux comprendre ses effets sur le corps. Certaines théories suggèrent que l'électrostimulation augmente la libération de neurotransmetteurs et de substances chimiques dans le cerveau, ce qui peut réduire la douleur et améliorer le bien-être général. D'autres hypothèses évoquent une amélioration de la circulation sanguine, une activation des mécanismes de réparation cellulaire et une régulation du système nerveux autonome.

Il est important de noter que l'électroacupuncture, comme l'acupuncture traditionnelle, est une approche holistique de la santé qui considère le corps comme un système interconnecté. Elle ne se contente pas de traiter les symptômes, mais vise à restaurer l'équilibre et à stimuler le potentiel d'auto-guérison du corps. Les résultats peuvent varier d'une personne à l'autre, et plusieurs séances peuvent être nécessaires pour obtenir des résultats optimaux.

En conclusion, l'électroacupuncture est une variante moderne et stimulante de l'acupuncture traditionnelle. Elle utilise l'électrostimulation pour intensifier la stimulation des points d'acupuncture, favorisant ainsi la guérison et le bien-être. Cette technique a gagné en popularité en tant que complément ou alternative aux traitements médicaux conventionnels, offrant de l'espoir à de nombreuses personnes souffrant de divers troubles de santé. Toutefois, il est essentiel de consulter un professionnel de la santé qualifié avant de recourir à l'électroacupuncture pour s'assurer qu'elle convient à votre situation particulière et qu'elle est pratiquée en toute sécurité.

L'Électroacupuncture : Un Regard sur les Applications Thérapeutiques

Les raisons pour lesquelles les gens consultent un praticien d'électroacupuncture sont diverses et variées, reflétant la polyvalence et l'efficacité de cette technique. L'électroacupuncture offre des solutions potentielles à un large éventail de problèmes de santé, de la douleur musculaire au soulagement du stress. Examinons de plus près les raisons pour lesquelles les individus choisissent de recourir à cette approche thérapeutique.

Douleurs articulaires : Les douleurs articulaires, telles que l'arthrose, l'arthrite et la bursite, sont parmi les principales raisons pour lesquelles les gens optent pour l'électroacupuncture. Cette technique peut aider à soulager la douleur, à améliorer la mobilité articulaire et à réduire l'inflammation, ce qui peut considérablement améliorer la qualité de vie des patients atteints de ces affections débilitantes.

Douleur musculaire : La douleur musculaire peut être causée par une variété de problèmes, notamment la sciatalgie, les troubles de l'articulation temporomandibulaire (ATM), les céphalées de tension, les tendinites et les lombalgies. L'électroacupuncture peut être une option de traitement efficace pour soulager ces douleurs en ciblant les points d'acupuncture appropriés et en stimulant la libération de neurotransmetteurs qui inhibent la douleur.

Nausées associées à la chimiothérapie : Les personnes atteintes de cancer qui subissent une chimiothérapie peuvent éprouver des nausées et des vomissements intenses comme effets secondaires. L'électroacupuncture a montré qu'elle était utile pour atténuer ces symptômes désagréables et aider les patients à mieux tolérer leur traitement.

Stress : Le stress est un problème de santé courant dans notre société moderne. L'électroacupuncture peut être utilisée pour aider à réduire le stress en favorisant la relaxation, en régulant le système nerveux autonome et en améliorant la qualité du sommeil. De nombreuses personnes trouvent que les séances d'électroacupuncture les aident à gérer le stress de manière plus efficace et à maintenir leur bien-être émotionnel.

Problèmes de dépendance : Les personnes confrontées à des problèmes de dépendance, tels que la dépendance à la nicotine ou à l'alcool, peuvent également trouver de l'aide dans l'électroacupuncture. Cette méthode peut contribuer à réduire les cravings, à améliorer la volonté de l'individu et à atténuer les symptômes de sevrage.

Acouphènes : Les acouphènes, caractérisés par des bruits ou des sons gênants dans les oreilles, peuvent être extrêmement perturbants. Bien qu'il n'existe pas de remède définitif, l'électroacupuncture peut être utilisée pour soulager les symptômes et améliorer la qualité de vie des personnes souffrant d'acouphènes.

Il est important de noter que l'électroacupuncture n'est pas une solution miracle, et les résultats peuvent varier d'une personne à l'autre. Cependant, de nombreuses personnes ont constaté une amélioration significative de leur santé et de leur bien-être grâce à cette technique. De plus, l'électroacupuncture est souvent utilisée en complément d'autres traitements médicaux, ce qui en fait une approche holistique pour aborder divers problèmes de santé.

L'un des avantages clés de l'électroacupuncture est sa capacité à être adaptée à des besoins individuels spécifiques. Chaque séance peut être personnalisée en fonction des symptômes du patient et de ses objectifs de traitement. Cela signifie qu'elle peut être utilisée de manière polyvalente pour répondre à une variété de préoccupations de santé.

En outre, l'électroacupuncture est généralement bien tolérée, avec peu d'effets secondaires. Cela en fait une option attrayante pour ceux qui cherchent des alternatives aux médicaments ou à d'autres traitements invasifs.

Lorsqu'une personne décide de consulter un praticien d'électroacupuncture, elle peut s'attendre à une approche de soins globale. Le praticien prendra en compte non seulement les symptômes spécifiques, mais aussi l'histoire médicale, le mode de vie et les préoccupations du patient pour élaborer un plan de traitement adapté.

Il est essentiel de souligner que l'électroacupuncture doit être pratiquée par des professionnels de la santé formés et qualifiés. Le choix d'un praticien expérimenté est crucial pour garantir la sécurité et l'efficacité du traitement. Il est également recommandé de discuter de toute condition médicale préexistante avec le praticien avant de commencer le traitement.

En fin de compte, les raisons pour lesquelles les gens consultent l'électroacupuncture sont multiples, mais elles partagent toutes un objectif commun : améliorer leur santé et leur bien-être. Cette technique offre une approche complémentaire intéressante pour gérer la douleur, réduire le stress, atténuer les symptômes de dépendance et traiter une variété de troubles de santé. Toutefois, il est important que chaque individu consulte un professionnel de la santé pour déterminer si l'électroacupuncture est la meilleure option pour ses besoins particuliers, et pour recevoir des soins appropriés et personnalisés.

Comprendre le Fonctionnement de l'Électroacupuncture : Stimuler le Flux d'Énergie pour Favoriser la Guérison

La médecine traditionnelle chinoise (MTC) offre une perspective fascinante de la santé et du bien-être, basée sur le concept fondamental de la circulation du Qi, ou énergie vitale, à travers le corps. Selon cette ancienne tradition, la santé dépend en grande partie de la libre circulation de cette énergie vitale à travers un réseau de canaux invisibles appelés méridiens, qui parcourent tout le corps. La perturbation ou le blocage du flux de Qi peut avoir des répercussions négatives sur la santé, tant sur le plan physique qu'émotionnel. C'est ici que l'électroacupuncture entre en jeu, en tant que méthode innovante visant à rétablir l'harmonie énergétique et à favoriser la guérison.

Le Concept de Qi dans la Médecine Traditionnelle Chinoise : Pour comprendre comment fonctionne l'électroacupuncture, il est essentiel de plonger dans les principes fondamentaux de la médecine traditionnelle chinoise. Selon cette philosophie, la santé et le bien-être sont intrinsèquement liés à la circulation fluide et équilibrée du Qi, une énergie vitale qui anime le corps et l'esprit. Le Qi circule à travers un réseau complexe de méridiens, des voies invisibles qui parcourent le corps. Chaque méridien est associé à un organe ou à une fonction spécifique du corps.

Les Conséquences d'un Flux de Qi Perturbé : Lorsque le flux de Qi est entravé ou déséquilibré, cela peut entraîner divers problèmes de santé. La médecine traditionnelle chinoise considère que les maladies et les déséquilibres émotionnels sont souvent le résultat de blocages dans la circulation du Qi. Ces perturbations peuvent se manifester par des symptômes physiques tels que la douleur, la tension musculaire, la fatigue, ainsi que des symptômes émotionnels tels que le stress, l'anxiété et la dépression.

L'Électroacupuncture comme Méthode de Rétablissement de l'Équilibre Énergétique : L'électroacupuncture, une variante moderne de l'acupuncture traditionnelle, intervient à ce stade pour aider à rétablir l'harmonie énergétique perturbée. Cette technique consiste à stimuler des points spécifiques d'acupuncture associés au traitement d'une condition particulière.

Contrairement à l'acupuncture traditionnelle, où les aiguilles sont insérées et manipulées manuellement, l'électroacupuncture utilise un appareil spécialisé pour délivrer une impulsion électrique de faible intensité aux points d'acupuncture.

Stimulation des Points d'Acupuncture : Lors d'une séance d'électroacupuncture, c'est la pointe de l'apapreil qui envoie sur le point choisi une stimulation. Les points sont stimulés un à un, et sont soigneusement choisis, en fonction de la condition du patient. L'appareil d'électroacupuncture est aussi en mesure de déterter l'emplacement rihoureusement exact des points d'acupuncture c'est une sécurité importante. L'apapreil envoie une impulsion électrique douce et contrôlée, stimulant ainsi le point d'acupuncture de manière précise.

Objectifs de l'Électroacupuncture : L'objectif principal de l'électroacupuncture est d'augmenter la réponse du corps au traitement traditionnel par acupuncture, en intensifiant la stimulation des points d'acupuncture. Cette stimulation électrique vise à débloquer les blocages énergétiques, à rétablir un flux de Qi fluide et à encourager la capacité naturelle du corps à s'auto-guérir. De plus, l'électroacupuncture peut accélérer le traitement de certaines conditions, offrant ainsi un soulagement plus rapide aux patients.

Il convient de noter que l'électroacupuncture est une méthode polyvalente et adaptable. Chaque séance peut être personnalisée en fonction des besoins spécifiques du patient et de la condition à traiter. Cette personnalisation permet d'obtenir des résultats optimaux tout en tenant compte des préoccupations individuelles.

L'efficacité de l'électroacupuncture dépend en partie de la capacité du praticien à cibler les points d'acupuncture appropriés et à ajuster l'intensité de la stimulation en fonction des besoins du patient. C'est pourquoi il est essentiel de choisir un professionnel de la santé qualifié et formé en électroacupuncture pour garantir la sécurité et l'efficacité du traitement.

En conclusion, l'électroacupuncture représente une évolution passionnante de l'acupuncture traditionnelle, tirant parti de la technologie pour stimuler la circulation du Qi et favoriser la guérison. Cette technique repose sur les principes fondamentaux de la médecine traditionnelle chinoise et vise à rétablir l'équilibre énergétique du corps. Toutefois, chaque individu est unique, et les résultats de l'électroacupuncture peuvent varier en fonction de la condition, de la réponse individuelle et de la compétence du praticien. Il est donc recommandé de consulter un professionnel de la santé qualifié pour déterminer si l'électroacupuncture est une option appropriée et

pour recevoir des soins personnalisés visant à
améliorer la santé et le bien-être.

Le Premio 20 : Un Guide Complet pour l'Auriculothérapie et l'Acupuncture Assistées par la Technologie

Il existe différent apparareil, et vous devez verifier qu'ils répondents au même critéres que l'appareil que nous utilisons. La présentation de ce livre est intrinsèquement liée à l'utilisation d'un dispositif essentiel dans le domaine de l'auriculothérapie et de l'acupuncture : le Premio 20. Cet appareil joue un rôle central dans le diagnostic et le traitement, et son utilisation judicieuse est cruciale pour obtenir des résultats efficaces et adaptés aux besoins de chaque patient.

Le Premio 20 offre une interface simple et intuitive, permettant aux praticiens de rester concentrés sur le point d'intérêt tout en bénéficiant des fonctionnalités avancées qu'il offre. Une des caractéristiques essentielles de cet appareil est la possibilité de déclencher une stimulation spécifiquement adaptée aux besoins du patient en appuyant simplement sur la touche "D/T" (Diagnostic/Traitement).

Lorsque le point d'intérêt est identifié, la stimulation est déclenchée de manière précise pour répondre aux besoins thérapeutiques du patient. Il convient de noter que l'appareil propose différentes options de stimulation, notamment l'émission par modulation de fréquences. Deux modes sont particulièrement recommandés : l'alternance pour l'harmonisation et la modulation descendante entre 100 et 1 Hz pour la dispersion, ainsi que la modulation ascendante entre 1 et 100 Hz pour la tonification. Ces options permettent d'ajuster la stimulation en fonction de la condition du patient, en visant à rétablir l'équilibre énergétique du corps.

Cependant, il est important de noter que certaines précautions doivent être prises lors de l'utilisation du Premio 20. Par exemple, il est contre-indiqué d'appliquer la stimulation sur une peau lésée ou sur les muqueuses. De plus, il est déconseillé d'utiliser l'appareil sur des patients porteurs d'un dispositif implantable de stimulation électrique, comme un pacemaker ou un dispositif pour la maladie de Parkinson. La sécurité du patient est primordiale, et il est essentiel de prendre en compte ces contre-indications pour éviter tout risque potentiel.

Le processus d'utilisation de l'appareil est relativement simple :

a. Placez l'électrode en contact avec la peau sur le point à traiter.

b. Appuyez sur la touche "D/T", et la LED clignotante indiquera le programme de stimulation actif, qui est identique à la précédente stimulation réalisée.

c. Pour changer de programme, il vous suffit d'appuyer sur la touche appropriée.

Un système sonore d'alerte est intégré à l'appareil pour vous guider tout au long du processus. Un bip retentit chaque seconde, tandis qu'un bip long se fait entendre toutes les 30 secondes. La durée moyenne de traitement d'un point peut varier en fonction de la pratique et des besoins spécifiques du patient. Elle peut varier de 30 secondes pour l'harmonisation à 2 à 3 minutes pour la tonification, par exemple.

Pour revenir en mode détection, il vous suffit d'appuyer à nouveau sur la touche "D/T". De plus, il est possible de modifier le niveau d'émission du signal sonore, noté de 1 à 9, si nécessaire. En sortie d'usine, le signal est réglé sur le niveau 6 de détection. Pour effectuer cette modification, procédez comme suit :

En mode détection G ou S, maintenez la touche enfoncée et positionnez l'électrode sur le point d'oreille étalon, par exemple, le point Zéro. Maintenez la mesure stable jusqu'à ce que les LED s'éteignent, ce qui prend environ 4 secondes, puis relâchez la touche. L'appareil émettra désormais le bip en détection à partir de ce niveau. Il convient de noter que la réinitialisation automatique se produit dès l'extinction de l'appareil.

En conclusion, la présentation de ce livre s'appuie sur l'importance cruciale du dispositif Premio 20 dans le contexte de l'auriculothérapie et de l'acupuncture. Cet appareil sophistiqué offre des fonctionnalités avancées tout en maintenant une utilisation simple et pratique. Il permet aux praticiens de cibler avec précision les points d'intérêt et de délivrer une stimulation adaptée aux besoins du patient. Cependant, il est essentiel de prendre en compte les contre-indications et de suivre les procédures appropriées pour garantir la sécurité et l'efficacité du traitement. Le dispositif Premio 20 devient ainsi un outil précieux pour les professionnels de la médecine alternative et complémentaire, contribuant à optimiser les résultats thérapeutiques pour leurs patients.

La Méthode de Travail en Auriculothérapie : Procédure de Détection Différentielle avec le Premio 20

Lorsque vous vous apprêtez à utiliser le Premio 20 pour la détection et le traitement en auriculothérapie, il est essentiel de suivre une méthodologie précise pour garantir des résultats précis et fiables. La phase 1 de la méthode de travail implique plusieurs étapes cruciales, depuis la préparation initiale jusqu'à la détection différencielle des points réactifs sur l'oreille du patient. Explorons cette procédure en détail.

Installation du Patient : Tout d'abord, assurez-vous que votre patient est confortablement installé. Étant donné qu'il s'agit d'une mesure électrique, demandez à votre patient de tenir fermement la poignée de masse métallique pour fermer le circuit électrique. Le courant de mesure généré est très faible et totalement sûr. Il est délivré par l'électrode appliquée sur l'oreille du patient, traverse son corps, puis retourne au Premio 20 grâce à la masse métallique ergonomique, spécialement conçue pour épouser le creux de la main du patient. Ainsi, aucun courant ne circule à travers le praticien.

Préparation de la Peau : Pour assurer une détection précise, il est recommandé de nettoyer et de sécher la peau de la zone à explorer. Vous pouvez utiliser une lingette imbibée d'alcool médical pour cette tâche. Il est important de rester vigilant face à des éléments perturbateurs tels que la sueur excessive, de petites cicatrices ou des poils, car ils peuvent entraîner de fausses détections. De plus, évitez les frottements rapides et répétés, car cela pourrait irriter la peau et altérer ses caractéristiques électriques, rendant ainsi la détection difficile.

Commencer l'Examen : Une fois la masse métallique confiée à votre patient, appuyez sur la touche "D/T" du clavier pour allumer l'appareil. La LED G s'allume, ce qui indique que vous êtes prêt à rechercher les points en baisse d'impédance. Si vous souhaitez plutôt rechercher les points en hausse d'impédance, appuyez sur la touche appropriée, et la LED S s'allume.

Changement de Mode de Recherche : Chaque nouvelle pression sur la touche de changement de mode vous fait basculer d'un mode de recherche à l'autre. Cela vous permet de sélectionner le mode de recherche en fonction des besoins spécifiques du patient.

Positionnement de l'Électrode : Tout en soutenant le pavillon auriculaire du patient entre votre pouce et votre index, appliquez l'électrode sur la zone à explorer de manière perpendiculaire. Enfoncez l'électrode à mi-course pour maintenir une pression constante sur la peau. Il est important de noter que la mesure de l'impédance est sensible à la pression exercée sur la peau. Un appui trop léger peut rendre la mesure approximative, tandis qu'un appui trop fort peut altérer la structure fine de la peau de l'oreille. Le ressort calibré du Premio 20 est conçu pour éviter ce risque et garantir des mesures fiables.

Exploration de la Peau : Déplacez lentement l'électrode pour explorer le pavillon auriculaire à un rythme d'environ 2 mm par seconde. L'électrode est constituée de deux éléments, avec un axe central et un tube cylindrique, chacun étant libre par rapport à l'autre. Pendant la procédure, le Premio 20 mesure l'impédance de la peau au niveau de l'axe central, puis effectue une seconde mesure au niveau du tube cylindrique, soit dans l'environnement immédiat du point central. La comparaison entre ces deux mesures permet de déterminer si le point central présente une égalité, une chute ou une hausse d'impédance par rapport à la peau environnante. Cette comparaison constitue la base de la Détection

Différentielle, une méthode précise pour identifier les points réactifs sur l'oreille.

En suivant attentivement cette méthodologie en phase 1, vous serez en mesure d'effectuer des détections différencielles précises et de fournir des traitements adaptés à chaque patient. Il est important de noter que la précision de la détection dépendra de votre application méticuleuse de ces étapes, ainsi que de votre compréhension des spécificités de l'auriculothérapie. Le Premio 20 se révèle être un outil précieux dans ce processus, contribuant à optimiser la qualité des soins que vous offrez à vos patients.

Interprétation des Résultats en Auriculothérapie

Lorsque vous effectuez des séances d'auriculothérapie, il ne suffit pas seulement d'identifier les points réactifs sur l'oreille du patient, mais il est également essentiel de les qualifier. Cela signifie qu'il est nécessaire d'analyser l'ampleur de la variation de l'impédance, car cela reflète l'importance du potentiel désordre fonctionnel.

Pendant que vous explorez l'oreille du patient à l'aide du Premio 20, vous observerez les LED centrales qui vous fournissent des indications essentielles :

Si une seule LED est allumée (G), cela indique qu'aucun point réactif n'a été trouvé dans cette zone spécifique de l'oreille.

Si deux LED s'allument, cela signifie que le point existe, mais la différence d'impédance par rapport à son environnement est minime. En général, ces points peuvent être négligés dans le contexte du diagnostic.

Lorsque trois LED s'allument, cela indique que le point est marqué et qu'il revêt une signification diagnostique significative.

Si vous observez quatre LED s'allumer, cela signifie que le point est très réactif, et il est probablement judicieux de considérer un traitement, voire de le noter soigneusement pour un suivi ultérieur.

Un aspect important à noter est le caractère progressif de l'allumage des LED, qui passe par différentes phases (clignotement lent, puis rapide, puis constant). Cette gradation permet une détection fine et offre la possibilité de distinguer jusqu'à neuf niveaux d'état. Le signal sonore retentit dès que le niveau 6 est atteint, ce qui constitue un indicateur essentiel pour vous guider dans l'analyse des résultats.

En résumé, cette phase 2 de l'auriculothérapie implique non seulement l'identification des points réactifs, mais aussi une évaluation précise de leur réactivité en fonction de la variation de l'impédance. Cette analyse subtile des résultats vous permet de hiérarchiser les points en fonction de leur importance diagnostique, facilitant ainsi le processus de traitement et d'établissement du plan thérapeutique. Le Premio 20 offre les outils nécessaires pour réaliser cette analyse de manière approfondie et précise, contribuant ainsi à des soins de qualité pour vos patients.

Choix du Traitement en Auriculothérapie avec le Premio 20

Une fois que vous avez identifié un point réactif, caractérisé par trois ou quatre LED allumées sur l'oreille du patient, il est temps de décider de la manière dont vous allez le traiter. Voici plusieurs options qui s'offrent à vous :

Noter le Point : Vous pouvez choisir de noter le point réactif sur un schéma, idéalement un sectogramme de Romoli, qui est à la fois pratique et précis pour enregistrer les emplacements des points réactifs. Après avoir noté le point, vous pouvez poursuivre votre exploration à la recherche d'autres points.

Utiliser une Aiguille Classique ou une Autre Stimulation : Une autre option consiste à utiliser une aiguille d'acupuncture classique ou une méthode de stimulation alternative telle qu'une ASP® (Aiguille Semi-Permanente) ou d'autres dispositifs de stimulation tels que le laser ou l'infrarouge. Pour ce faire, vous pouvez enfoncer l'électrode à fond dans la zone du point réactif pour marquer la peau de manière fugace, ce qui vous fournira un repère visuel précis du point central.

Traitement Immédiat par Stimulation Électrique : Une troisième possibilité est de traiter immédiatement le point réactif en utilisant une stimulation électrique. Pour ce faire, il vous suffit d'appuyer sur la touche "D/T" tout en déplaçant légèrement votre pouce ou index sur l'électrode. L'avantage du Premio 20 est que les commandes sont à portée de main, ce qui facilite le démarrage rapide de la stimulation électrique du point.

La stimulation électrique est réalisée en envoyant des mini-impulsions dont l'intensité est automatiquement régulée en fonction de la réaction de la peau du patient, de manière à rester indolore. Ces impulsions suivent un rythme spécifique, particulièrement en auriculothérapie où un balayage des 7 fréquences Nogier est proposé. Cette méthode est largement reconnue comme étant particulièrement efficace par de nombreux praticiens. Si vous souhaitez modifier le rythme des impulsions, il vous suffit d'appuyer sur la touche appropriée. Chaque pression sur cette touche change le rythme des impulsions, et la LED correspondante clignote pour indiquer le choix réalisé.

En général, il est recommandé de maintenir la stimulation électrique pendant environ 30 secondes pour invalider le point réactif. Les avantages de cette méthode sont nombreux, notamment l'absence d'aiguille, la réduction ou l'absence de douleur, le faible risque d'infection ou d'inflammation locale, un traitement en douceur mais efficace, une stimulation fréquencée par balayage des 7 fréquences Nogier, et une rapidité d'action.

En conclusion, la phase 3 de l'auriculothérapie avec le Premio 20 vous donne la possibilité de choisir la méthode de traitement la plus adaptée en fonction des besoins spécifiques de votre patient. Cette flexibilité vous permet de personnaliser le traitement pour obtenir les meilleurs résultats thérapeutiques tout en minimisant l'inconfort pour le patient. Le Premio 20 devient ainsi un outil puissant pour les professionnels de la médecine alternative et complémentaire, offrant une gamme variée d'options de traitement pour répondre aux besoins de chaque individu.

Les Principales Applications de l'Auriculothérapie

L'Auriculothérapie, en tant que discipline de thérapie complémentaire, joue aujourd'hui un rôle reconnu dans le traitement de diverses affections, notamment :

La Gestion de la Douleur : L'Auriculothérapie est réputée pour son efficacité dans la gestion de la douleur sous toutes ses formes et manifestations. Elle utilise notamment la stimulation TENS (Transcutaneous Electrical Nerve Stimulation) pour soulager les patients de leurs souffrances.

Les Nausées et les Vomissements : L'Auriculothérapie s'avère efficace dans le traitement des nausées et des vomissements, offrant une approche alternative pour soulager ces troubles souvent débilitants.

L'Intoxication Tabagique : Elle est largement utilisée pour aider les individus à surmonter l'addiction au tabac, contribuant ainsi à leur sevrage tabagique.

L'Aide à la Récupération Motrice : L'Auriculothérapie peut être un complément précieux pour favoriser la récupération motrice chez les patients qui ont subi des blessures ou des interventions chirurgicales.

Les Syndromes Anxio-Dépressifs : Elle est également utilisée dans le traitement des troubles anxieux et dépressifs, offrant un soutien complémentaire pour améliorer la santé mentale et émotionnelle.

L'Énurésie : L'Auriculothérapie peut être une option de traitement pour les personnes souffrant d'énurésie, contribuant ainsi à la gestion de ce problème.

Les résultats probants de l'Auriculothérapie dans la gestion de la douleur, notamment grâce à la stimulation TENS, et son impact positif sur la fonctionnalité en réduisant la souffrance ont largement contribué à son essor en tant que thérapie sûre et efficace au niveau mondial.

Il convient de noter que l'Auriculothérapie est également étudiée dans de nombreux autres domaines thérapeutiques. Pour explorer les nombreuses autres indications et applications potentielles de cette discipline, nous vous invitons à consulter des publications, des ouvrages spécialisés, des séminaires et des cours de formation. Ces ressources vous permettront de découvrir l'étendue des bienfaits que peut apporter l'Auriculothérapie dans divers contextes de soins de santé.

Pour des informations plus détaillées, vous pouvez également consulter le rapport de l'Inserm publié en 2013 sur leur site web dédié à la santé publique (http://www.inserm.fr/thematiques/sante-publique/rapports-publies), qui peut fournir des informations complémentaires sur l'Auriculothérapie et ses applications.

Utilisation de l'Électroacupuncture en Acupuncture

Lorsqu'on applique l'électroacupuncture en acupuncture, il est essentiel de comprendre que les points d'acupuncture sont des zones cutanées très petites, souvent de l'ordre du millimètre carré. Lorsque nous mesurons l'impédance cutanée à un point d'acupuncture spécifique, nous observons une baisse soudaine de la valeur mesurée par rapport à la peau environnante. On peut imaginer ce point comme un "puits électrique" qui facilite la circulation du courant électrique.

L'objectif de la détection électrique est de localiser avec précision l'emplacement de ce "puits" en recherchant le millimètre carré de peau présentant la plus faible impédance cutanée à l'endroit où se trouve le point d'acupuncture recherché.

La mesure ponctuelle de l'impédance cutanée est réalisée entre le point situé en surface de la peau et le milieu intérieur connecté à l'électrode de masse.

Pour ce faire, insérez l'embout ERT sur l'électrode en vous assurant qu'il est correctement enfoncé. Cela vous permet d'obtenir une monoélectrode montée sur ressort, assurant ainsi une pression constante sur la peau. Cette pression constante est essentielle pour éviter de fausses détections, telles qu'un appui insuffisant qui risquerait de ne pas établir un contact adéquat ou un appui excessif qui modifierait les caractéristiques électriques de la peau. L'électrode doit être déplacée lentement sur la peau pour explorer toute la zone, plutôt que d'être appliquée point par point.

Le marqueur de "minima" (la dernière LED allumée la plus proche du témoin S) indique en temps réel la valeur la plus basse détectée lors du déplacement de l'électrode sur la zone testée. Par conséquent, lorsque vous avez franchi le point d'acupuncture, les LED allumées ne correspondent plus à ce minimum détecté. À ce stade, il vous faudra revenir en arrière pour retrouver le point unique correspondant au minimum identifié. Pour faciliter cette recherche, référez-vous à la section 5 de la couverture du dispositif.

Si vous souhaitez recommencer la recherche depuis le début, il vous suffit de maintenir les électrodes en l'air pendant plus d'une seconde, ce qui réinitialisera l'affichage et préparera l'appareil à une nouvelle recherche.

En somme, l'utilisation de l'électroacupuncture en acupuncture implique une détection précise des points d'acupuncture, nécessitant une manipulation minutieuse de l'électrode pour identifier les emplacements optimaux. Cette approche offre un moyen efficace de localiser et de traiter spécifiquement les points d'acupuncture pour des résultats thérapeutiques ciblés. Le Premio 20 facilite cette procédure en fournissant des informations en temps réel sur les valeurs minimales d'impédance cutanée, améliorant ainsi la précision du traitement.

La Stimulation Électrique des Points d'Acupuncture avec le Premio 20 DT

Le Premio 20 DT offre également la possibilité de stimuler électriquement les points d'acupuncture situés sur le corps du patient. Cette méthode constitue une approche efficace et non invasive pour traiter diverses affections et favoriser l'équilibre énergétique dans le corps.

Pour effectuer une stimulation électrique des points d'acupuncture, suivez ces étapes simples :

Assurez-vous que l'appareil est allumé et que la masse métallique est bien tenue dans la main du patient.

Préparez l'électrode en y fixant l'embout ERT.

Appliquez l'électrode avec précaution sur le point d'acupuncture que vous souhaitez stimuler.

Appuyez sur la touche D/T pour démarrer le traitement électrique.

Pendant l'utilisation, l'appareil affiche le programme correspondant à la dernière stimulation réalisée. Vous pouvez changer de programme en appuyant sur la touche appropriée et en parcourant les options de stimulation disponibles jusqu'à atteindre celle souhaitée.

Selon les recommandations de la plupart des écoles d'acupuncture, vous avez le choix entre plusieurs programmes de stimulation :

Pour tonifier un point d'acupuncture, sélectionnez le programme correspondant. Une stimulation plus longue, généralement de 2 à 3 minutes (indiquée par 4 à 6 bips longs), peut être recommandée pour une tonification importante.

Pour disperser, choisissez le programme approprié, indiqué par le symbole. En général, une stimulation de 30 secondes suffit pour la dispersion.

Pour harmoniser, sélectionnez le programme avec le symbole , et effectuez une stimulation pendant 30 secondes à 1 minute.

Il est important de noter que la durée optimale de la stimulation peut varier en fonction du patient et de la condition à traiter. Seule votre expérience clinique vous permettra de déterminer la durée la plus appropriée pour chaque situation.

Ces programmes de stimulation utilisent la technique de vobulation, qui consiste en la variation de fréquences comprises entre 1 et 100 Hz. Cette approche, développée par SEDATELEC, offre la dynamique nécessaire pour obtenir d'excellents résultats, selon les retours des praticiens utilisant le laser SEDATELEC "PREMIO 30 laser duo."

La stimulation électrique des points d'acupuncture présente de nombreux avantages, notamment son caractère indolore, qui élimine la peur liée aux aiguilles, ainsi que l'absence de risques sanitaires. Cette méthode a fait ses preuves grâce à de nombreuses études et est de plus en plus utilisée en médecine alternative pour traiter un large éventail de problèmes de santé.

En conclusion, le Premio 20 DT offre une approche sûre et efficace pour la stimulation électrique des points d'acupuncture, contribuant ainsi à l'amélioration du bien-être des patients tout en évitant les inconvénients potentiels liés à d'autres méthodes. Cette technologie ouvre de nouvelles perspectives dans le domaine de l'acupuncture en offrant une alternative moderne et personnalisable pour le traitement des déséquilibres énergétiques et des affections diverses.

À Éviter - Effets Indésirables et Facteurs Perturbateurs

Lorsque vous utilisez le Premio 20, il est essentiel de prendre en compte certains éléments susceptibles de compromettre la qualité de la détection du point réactif. Ces facteurs et comportements doivent être évités pour garantir des résultats optimaux :

Irritation de la Peau : Évitez d'appuyer de manière excessive et prolongée sur le même point avec l'électrode.

Évitez les frottements excessivement agressifs avec l'extrémité de l'électrode.

Électrodes Sales : Veillez à maintenir les électrodes propres et exemptes de saleté. La présence de saleté entre l'axe central et le tube de l'électrode peut limiter la liberté de mouvement des composants.

Mauvaise Tenue de la Masse : Assurez-vous que le patient tient fermement la masse métallique. Un contact intermittent à ce niveau peut perturber la détection.

Position de l'Électrode : Lorsque vous appliquez l'électrode sur la peau, assurez-vous de la maintenir perpendiculairement à la surface cutanée et enfoncée à mi-course. Une mauvaise position peut affecter la précision de la détection.

Il est important de noter que certains patients peuvent ressentir une irritation cutanée en réaction à la stimulation électrique. Cela peut varier d'une personne à l'autre, et il est essentiel de surveiller attentivement les réactions du patient pour ajuster la stimulation en conséquence ou envisager d'autres approches si nécessaire.

En résumé, en évitant ces facteurs perturbateurs et en veillant à une utilisation appropriée du Premio 20, vous pouvez maximiser l'efficacité de la détection des points réactifs tout en minimisant les effets indésirables potentiels, y compris l'irritation cutanée. Une utilisation correcte de l'appareil garantira une expérience de traitement confortable et des résultats thérapeutiques optimaux pour les patients.

Tonification et Dispersion en Électroacupuncture : Une Approche Nuancée

La notion de tonification et de dispersion en électroacupuncture est plus nuancée que la simple idée de rajouter ou d'enlever de l'énergie. Il est important de comprendre que le corps et l'énergie qui le traverse sont complexes et interconnectés, et qu'il est rare de se limiter à une approche binaire de tonification ou de dispersion.

La tonification implique généralement l'ajout d'énergie, tandis que la dispersion implique son élimination. Cependant, la réalité du corps humain est bien plus complexe. Lorsque vous souhaitez tonifier un point ou un méridien spécifique, il est essentiel de travailler dans le sens du méridien, en direction du cœur et du centre du corps. Cela signifie que vous devez appliquer une pression légère, mais constante, pendant une période prolongée. Par exemple, si vous voulez tonifier le point He Gu (4GI), vous appliquerez une légère pression en direction du cœur, suivant le méridien, pendant une période prolongée.

D'un autre côté, lorsque vous souhaitez disperser, le processus est différent. Vous devez travailler de manière plus vigoureuse, mais sur une durée plus courte. La dispersion consiste à éliminer l'énergie accumulée. Pour ce faire, il faut appliquer une pression rapide et légère sur le point d'acupression concerné. Cette technique favorise la libération de l'énergie accumulée, rétablissant ainsi la circulation du Qi, l'énergie vitale selon la médecine traditionnelle chinoise.

Cependant, il est important de noter que cette approche générale comporte certaines exceptions, notamment pour les méridiens Yang des jambes. Par exemple, pour tonifier l'estomac, il est théoriquement nécessaire de travailler à la fois dans le sens du méridien (vers le bas) et vers le cœur (vers le haut). Cette approche peut sembler contradictoire, mais elle prend en compte la fonction de l'estomac, qui consiste à faire descendre les aliments. Ainsi, en stimulant le méridien de l'estomac dans le sens du méridien lui-même, on peut améliorer sa fonction de descente, ce qui contribue à sa tonification.

En conclusion, l'approche de la tonification et de la dispersion en électroacupuncture est plus complexe que ce que les termes peuvent laisser penser. Elle repose sur une compréhension subtile de l'anatomie énergétique du corps et de ses besoins spécifiques. En adaptant la technique en fonction de chaque cas individuel, les praticiens peuvent maximiser les bienfaits de l'électroacupuncture pour leurs patients, tout en respectant les principes fondamentaux de l'énergie vitale et de l'équilibre énergétique.

Classification Fonctionnelle des Points d'Acupuncture : Comprendre l'Anatomie Énergétique

Comprendre les caractéristiques fonctionnelles des points d'acupuncture revêt une importance similaire à celle de la compréhension des propriétés pharmacodynamiques d'un médicament. Bien que le nombre de points d'acupuncture soit vaste, il est souvent réduit pour une utilisation courante en électroacupuncture. Pour identifier un point d'acupuncture spécifique, il est essentiel de connaître son nom, généralement répertorié sur des sites tels que l'Association Zhongyi ou d'autres sources de confiance.

En électroacupuncture, un point à traiter est généralement situé là où la douleur se manifeste soit à la pression exercée directement sur le méridien, soit en dehors de celui-ci par l'application de l'électrode. Ces points sont communément appelés "points Ashi". Le terme "Ashi" a deux explications possibles : il évoque le cri de douleur "Aïe" émis par le patient lorsque le praticien palpe le point douloureux, ou encore la question "c'est bien là ?" qui est posée dans le dialecte du sud du fleuve Yangtsé pour confirmer la localisation précise du point.

Voici quelques explications courantes concernant les propriétés fonctionnelles de certains points d'acupuncture en pratique habituelle :

"36 E (Zu San Li)" traite les affections abdominales.

"40 V (Wei Zhong)" est utilisé pour les douleurs lombaires et dorsales.

"7 P (Lie Que)" agit sur la tête et la nuque.

"4 GI (He Gu)" a une action étendue jusqu'au visage et à la bouche.

Les points "36 E (Zu San Li)" et "4 GI (He Gu)" sont couramment utilisés en électroacupuncture pour leurs effets thérapeutiques. Le point "40 V (Wei Zhong)" est souvent employé pour traiter les douleurs dorsolombaires, tandis que le point "7 P (Lie Que)" est utile pour les problèmes de tête et de nuque.

Il est important de noter que chaque point d'acupuncture a des propriétés et des indications spécifiques en fonction de la médecine traditionnelle chinoise. Par exemple :

"3 IG (Hou Xi)" agit sur la tête et la nuque.

"4 GI (He Gu)" a une influence sur le visage et la bouche.

"6 MC (Nei Guan)" a un impact sur le cœur et le thorax.

"36 E (Zu San Li)" cible les affections abdominales.

"6 Rt (San Yin Jiao)" est situé au niveau du bas-ventre.

"37 V (Yin Men)" agit sur les lombes et le dos.

"34 VB (Yang Ling Quan)" a une influence sur le foie et la vésicule biliaire.

"6 TR (Zhi Gou)" agit sur les flancs.

En résumé, la classification fonctionnelle des points d'acupuncture est une composante essentielle de l'électroacupuncture, permettant aux praticiens de cibler efficacement les troubles spécifiques en utilisant les points appropriés. Chaque point possède des propriétés distinctes et des indications précises, ce qui en fait un outil puissant pour promouvoir l'équilibre énergétique et la santé globale des patients.

Approche des Points Essentiels à Stimuler en Électroacupuncture

L'électroacupuncture cible des points spécifiques pour traiter une variété de problèmes de santé. Voici une liste de points d'acupuncture couramment stimulés en électroacupuncture et leurs indications :

11 P (Shao Shang) : Utile pour les douleurs de la gorge.

19 V (Dan Shu) : Traite les vertiges et les douleurs des flancs liées au Feu du Foie et de la Vésicule biliaire.

4 Rt (Gong Sun) : Apaise les vomissements.

40 E (Feng Long) : Calme l'asthme et dissout les glaires.

8 P (Jing Qu) : Pour les sensations dans la poitrine et l'essoufflement.

25 V (Da Chang Shu) : Favorise les fonctions du Gros Intestin, notamment en cas de constipation.

41 VB (Zu Lin Qi) : Favorise la libre circulation du Qi et calme la toux.

Feu du Foie avec acouphènes et surdité : Stimulez les points 41 VB (Zu Lin Qi), 5 TR (Wai Guan), 19 IG (Ting Gong) et 2 VB (Ting Hui).

36 E (Zu San Li) : Limite les nausées et les vomissements.

14 VG (Da Zhui) : Utile pour la fièvre et les céphalées.

6 Rn (Zhao Hai) : Traite le gonflement de la gorge.

1 GI (Shang Yang) : Pour les douleurs du Gros Intestin.

6 MC (Nei Guan) : Harmonise l'Estomac pour faciliter la digestion.

4 GI (He Gu) : Soulage les douleurs dentaires.

17 V (Ge Shu) : Traite diverses affections liées au sang.

16 Rt (Fu Ai) : Utilisé pour les selles contenant du sang et du pus.

40 V (Wei Zhong) : Pour les vomissements et l'anxiété.

2 F (Xing Jian) : Traite la toux rebelle du Poumon avec des crachats.

8 Rt (Di Ji) et 18 Rt (Xue Hai) : Traitent les anomalies du cycle menstruel.

8 Rn (Jiao Xin) et 55 V (He Yang) : Pour les problèmes de ménorragies.

2 GI (Er Jian) : Traite efficacement l'épistaxis (saignement de nez).

20 GI (Ying Xiang) et 13 E (Qi Hu) : Utilisés pour l'épistaxis incoercible (saignement de nez incontrôlable).

44 E (Nei Ting) : Traite les hémorragies dentaires.

En plus de ces points, il existe des points d'acupuncture spécifiques pour traiter des émotions et des états émotionnels particuliers. Par exemple :

Gros Intestin 4 : Traite la tristesse, le chagrin, la culpabilité.

Estomac 36 : Aide à gérer la peur, l'anxiété, les traumatismes, l'amertume, le dégoût, la déception.

Point de Relaxation de l'Oreille : Apaise l'anxiété, les traumatismes, les douleurs physiques, la dépression.

Point Supérieur de l'Oreille : Traite l'anxiété, favorise la relaxation et le sommeil.

Foie 3 : Gère la colère, la tristesse.

Vésicule Biliaire 34 : Aide à libérer la rage, le ressentiment.

Vessie 64 à 67 : Pour la frustration, la colère légère.

Rate Pancréas 6 : Traite la honte, l'embarras.

Maître Cœur 6 : Pour les regrets, le chagrin.

Cœur 4-7 : Pour apaiser les colères, les peines de cœur, développer l'amour de soi et des autres.

Poumon 5 : Traite le dégoût, la colère, la dépression, la tristesse.

Vaisseau Gouverneur 20 et 4 Points Extra : Aident à gérer la tristesse, la dépression, l'embarras, la honte, tout en stimulant l'éveil mental.

Triple Réchauffeur 4 : Pour calmer les abréactions.

Intestin Grêle 4 : Utile contre la tristesse, le chagrin, la dépression.

Vaisseau Central (Conception) 8 : Gère la honte, l'embarras.

Rein 3 à 5 : Traite les traumatismes, la peur, l'anxiété.

L'Importance des Points d'Acupuncture en Électroacupuncture

Dans le domaine de l'électroacupuncture, le choix des points d'acupuncture est d'une importance cruciale. Les points d'acupuncture qui sont présentés dans cette méthode ont été sélectionnés avec soin en raison de leurs effets spécifiques, et ils figurent parmi les plus couramment utilisés dans cette approche. L'électroacupuncture est une modalité de médecine douce qui gagne en popularité en tant que méthode d'auto-soin, offrant aux individus une option pour améliorer leur bien-être physique et émotionnel.

Cependant, il est essentiel de noter que l'électroacupuncture ne peut pas remplacer les soins médicaux traditionnels. Si vous choisissez d'utiliser cette technique et que vos symptômes persistent ou s'aggravent, il est impératif de consulter un professionnel de la santé qualifié pour une évaluation médicale approfondie et un traitement approprié. Dans certaines situations, il peut même être nécessaire de contacter les services d'urgence pour une assistance immédiate.

Ce livre, qui présente des informations sur l'utilisation des points d'acupuncture en électroacupuncture, doit être considéré comme une première étape vers l'amélioration de votre bien-être naturellement, en collaboration avec votre propre corps. Il offre des connaissances précieuses pour ceux qui souhaitent explorer les bienfaits de l'électroacupuncture, mais il ne doit jamais être utilisé comme substitut aux soins médicaux professionnels lorsque cela est nécessaire. La santé et le bien-être de chaque individu sont des priorités, et il est toujours recommandé de consulter un professionnel de la santé pour toute préoccupation médicale.